AF246485

DES

HÉMORRHAGIES PULMONAIRES

AU POINT DE VUE

DE LA PHYSIOLOGIE PATHOLOGIQUE, DE L'ÉTIOLOGIE

ET DE LA SÉMÉIOLOGIE;

PAR

M. J.-D. THOLOZAN,

Médecin-major, professeur agrégé à l'École Impériale de Médecine
et de Pharmacie Militaires.

PARIS,

IMPRIMÉ PAR HENRI ET CHARLES NOBLET
Rue Saint-Dominique, 56

1856

HÉMORRHAGIES PULMONAIRES

L'un des résultats les plus généraux et les plus pro-
fonds que nous révèle l'étude des maladies, est, sans
contredit, l'identité des formes anatomo-pathologi-
ques que revêtent quelquefois les états morbides les
plus différents. — Quand on voit, dans des circonstances diverses, telles que celles qui donnent lieu
aux hémorrhagies pulmonaires, le même phénomène
anatomique se développer et revêtir, dans tous les
cas, à peu près les mêmes caractères, on se demande
quelle est la cause plus générale qui préside à cette
production d'effets identiques. Cette cause est dans
l'économie même ; ces lois, il faut les chercher au
sein de nos organes ; c'est dans l'organisation, dans la
texture et dans le jeu des différentes parties du corps,
que l'on trouvera les raisons d'être de ces faits. Chacun des organes de l'économie, comme l'économie
tout entière, du reste, n'a qu'un nombre très-limité
de réactions, et, parmi ces réactions, il n'en est qu'un
petit nombre, peut-être n'y en a-t-il même pas, que
l'on ne puisse ranger dans les deux classes des *inflammations* et des *hémorrhagies*. Il y a plus : quand
on va plus loin, et qu'on examine ces deux phénomènes dans leurs conditions mécaniques et dans tous
leurs degrés, on se demande si des différences abso-
lues les séparent. C'est qu'en effet tout se tient dans

les phénomènes morbides, comme dans l'organisation physiologique ; et la difficulté serait, à mon sens, plus grande de dire pourquoi, dans toutes les inflammations, il n'y a point hémorrhagies, que de dire pourquoi il y a des hémorrhagies, on peut dire toutes les hémorrhagies, sans inflammations, si M. le professeur Andral n'avait démontré quelles sont les conditions primordiales du fluide sanguin qui modifient ces deux phénomènes.

Causes.

Quand on réfléchit au mécanisme de la circulation pulmonaire, quand on tient compte, d'une part, du voisinage du cœur, d'autre part des mouvements alternatifs d'expansion et de resserrement du poumon, de la circulation constante de l'air à la surface des canaux bronchiques, des vibrations dont cette colonne d'air est quelquefois agitée pendant la parole, le chant, la toux, on se demande comment les hémorrhagies pulmonaires ne sont pas plus fréquentes, et on aurait, si je puis m'exprimer ainsi, le droit d'être surpris de ne point les rencontrer plus souvent, si l'anatomie et la physiologie ne nous apprenaient pourquoi ces phénomènes n'ont point lieu à tout instant dans l'état de santé.

Pour bien comprendre le mécanisme des hémorrhagies pulmonaires, il faut rappeler quelques-unes des causes qui contribuent à rendre cet acte morbide assez rare.

On connaît le calibre de l'artère et celui des veines pulmonaires ; on peut exprimer approximativement la force de propulsion du ventricule droit : on a là une ondée sanguine qui, poussée dans les poumons, revient au cœur soixante fois par minute. On sait de plus que l'artère pulmonaire, comme les autres artères du corps, forme un système de tubes dont la capacité va en s'agrandissant à mesure qu'on s'éloigne du trone central. La mesure de cet agrandissement définitif est celle de tous les réseaux capillaires fournis par l'artère pulmonaire. Or, ces réseaux, dont les mailles ne sont pas plus larges que l'épaisseur des vaisseaux eux-mêmes, de un quatre centième à un huit centième de ligne, couvrent une surface, celle de dix à quinze cents millions de vésicules pulmonaires, que les meilleures autorités supposent égaler deux mille pieds carrés. J'admets qu'il y ait quelque exagération dans ces données, au moins reste-t-il hors de doute que, dans les dernières ramifications de l'artère pulmonaire, l'impulsion du sang est extrêmement affaiblie et se borne à une simple propulsion. Ces détails appartiennent à la pathologie des hémorrhagies pulmonaires ; sans cette connaissance préalable, il est impossible de comprendre pourquoi pendant l'effort, par exemple, et dans les circonstances physiologiques, c'est plutôt le cœur ou les artères qui en partent qui se rompent, que le système capillaire du poumon qui est si ténu. C'est cette admirable loi de physique sur laquelle est fondée la machine de Pascal, qui fait que les hypertrophies du cœur droit n'ont, comme l'a reconnu lui-même un observateur éminent, M. le professeur Bouillaud, qu'une influence minime dans la production de l'apoplexie pulmonaire.

Mais est-ce à dire que les affections du cœur en général soient sans influence sur la production des hémorrhagies pulmonaires ? Elles peuvent jouer, au contraire, un rôle très-grand dans ces affections, et cela par un mécanisme bien simple. J'ai fait voir l'étendue de la surface que couvrent les réseaux capillaires du poumon, j'ai fait voir que chaque ondée sanguine, se divisant dans ce vaste espace, y produisait à peine un courant sensible. Que si le cœur gauche, qui reçoit le sang des veines pulmonaires, est le siège d'une de ces affections si fréquentes qui altèrent le fonctionnement des valvules, alors, et surtout si l'orifice mitral est altéré, les veines pulmonaires ne se déversant plus librement dans l'oreillette gauche, le sang s'accumulera petit à petit dans ces vaisseaux, et les distendra depuis les gros troncs jusqu'aux capillaires les plus ténues. Alors, le poumon devenant le siège d'une surcharge sanguine, et servant en quelque sorte de déversoir à l'oreillette gauche, sera atteint d'une sorte d'hémorrhagie que l'on observe assez fréquemment, et que je comparerai à celle qui a lieu par suite de l'oblitération des veines pulmonaires; comme on en trouve cités deux exemples dans la thèse de M. Guéneau de Mussy.

Si je fais jouer un certain rôle aux causes physiques dans la production des hémorrhagies pulmonaires, ce n'est point que je considère ces causes comme indispensables. Ce sont des causes mécaniques, qui quelquefois agissent d'une manière effective, et souvent comme causes prédisposantes. Il y a d'autres hémorrhagies pulmonaires dont les causes mystérieuses nous sont inconnues : on a l'habitude, dans les meilleurs traités, de les comprendre sous le nom de *pneumorrhagie par altération du sang*, et de *pneumorrhagie par lésion dynamique*.

Sous la dénomination de pneumorrhagies par lésion dynamique, on range les hémorrhagies qui surviennent chez quelques sujets au moment de la cessation d'écoulements sanguins habituels. Ce qu'on sait du mécanisme de ces hémorrhagies se réduit à quelques idées plutôt théoriques que positives sur les oscillations de la masse sanguine, ses attractions ou ses répulsions dans telle ou telle région. Lorsque le cours régulier des fonctions circulatoires est altéré, il serait difficile de dire si ces hémorrhagies ont lieu plutôt par lésion dynamique que par lésion mécanique.

Tout ce que l'on sait à ce sujet se réduisant à des données extrêmement problématiques, je n'insisterai pas davantage sur ces hémorrhagies, me bornant seulement à en signaler l'existence.

Par pneumorrhagie suite d'altération du sang, on comprend tous les états morbides dans lesquels la composition de ce liquide est changée, soit que la proportion des éléments varie, ou que la composition de chacun d'eux soit altérée. Ce cadre très-vaste comprend une grande liste de maladies ou de prédispositions morbides, parmi lesquelles je citerai la pléthore, le typhus, la peste, la fièvre jaune, le choléra, le scorbut, la morve. Pour le praticien, chacun de ces différents états forme une espèce à part, et j'aurais bien garde, à ce point de vue, de confondre la pléthore avec les autres maladies que j'ai énumérées; mais, pour la physiologie pathologique, on peut comprendre toutes ces affections dans un même groupe. En effet, dans ces maladies, le liquide sanguin est profondément modifié, et ces modifications ont été prises, par des médecins éminents et même par toute la génération médicale actuelle, pour les vraies causes des hémorrhagies que nous considérons ici.

Je ne dirais point que ces altérations du sang ne consistent qu'en une diminution ou une modification de la fibrine; je dirais encore moins que l'hémorrhagie n'est que la conséquence de cette altération. En effet, d'une part, il pourrait n'y avoir là qu'une simple coïncidence; d'autre part, il n'est pas démontré par un nombre suffisant d'analyses que la fibrine est toujours modifiée dans les hémorrhagies, et que les globules et le sérum sont à l'état normal. J'ai vu la fibrine se présenter dans les quantités et avec l'aspect normal dans un cas de *purpura* observé au Val-de-Grâce dans mon service, où l'analyse du sang fut faite par un de nos plus habiles chimistes, M. Coulier. J'ai vu des hémorrhagies pulmonaires, des hémorrhagies des différents parenchymes, des hémorrhagies des séreuses, survenir dans des cas d'inflammation prononcée, en même temps que régnait, en 1847, sur la garnison de Paris, une épidémie de scorbut.

Parmi les états morbides dont le caractère propre est de donner lieu aux hémorrhagies, le scorbut est, sans contredit, le plus caractérisé. Or, les annales de la médecine contiennent un nombre considérable de descriptions d'épidémies de scorbut dans lesquelles cet état morbide n'était point isolé, mais associé, comme dans l'épidémie dont je viens de parler, à différentes phlegmasies. Il résulte de cette association un état mixte et composé dans lequel les pathologistes doivent reconnaître la part de chacun des éléments morbides.

De ces considérations il résulte que les hémorrhagies pulmonaires reconnaissent différentes causes, et, comme je l'ai dit en débutant, que les effets de ces causes diverses sont à peu près identiques.

Je puis entrer maintenant dans la description des phénomènes locaux qui précèdent, accompagnent et suivent les hémorrhagies pulmonaires.

Localisation et interprétation des lésions.

D'abord, où se font ces hémorrhagies? Dans le poumon. Mais, cet organe étant composé d'un système de canaux terminés en vésicules, et le tout étant lié par un tissu cellulaire abondant, doit-on comprendre sous le nom d'hémorrhagies pulmonaires celles qui ont lieu dans les bronches, dans les vésicules ou dans le tissu cellulaire? Je répondrai que c'est là une question de pure convention, car jusqu'à ce jour les hémorrhagies qui se passent sur la membrane muqueuse des bronches n'ont point été le sujet d'une de ces études synthétiques qui introduisent dans le cadre des maladies une unité morbide nouvelle, comme Laënnec l'a fait pour les hémorrhagies des vésicules et du tissu cellulaire. On a bien distingué, et avec juste raison, les hémorrhagies de l'arbre aérien en *hémorrhagies du larynx, hémorrhagies des bronches,* et *hémorrhagies pulmonaires;* mais les deux premières maladies sont à peine connues, leur histoire complète n'est pas faite. Un exemple remarquable le démontre : dans la première période de la phthisie pulmonaire, et souvent avant l'éruption des tubercules, des hémorrhagies bien caractérisées ont lieu : tous les pathologistes reconnaissent que cette transsudation sanguine se fait à la surface des bronches ; elle ne s'accompagne point d'hémorrhagie du poumon proprement dit, rarement elle se continue dans les vésicules, jamais elle ne donne lieu à l'épanchement dans le tissu cellulaire. C'est une véritable bronchorrhagie. Or, je n'ai connaissance d'aucun travail qui éclaire complètement les conditions de production de ce phénomène, qu'il serait cependant si important d'étudier dans tous ses détails et dans ses relations avec le mode de développement des tubercules. On doit donc passer sous silence tout ce qui se rapporte particulièrement aux hémorrhagies de la membrane muqueuse des bronches ; on doit rappeler seulement que, dans quelques circonstances, on a vu le sang versé ou exhalé à la surface des canaux bronchiques les remplir, des grosses branches aux troncs moins volumineux, de là passer dans les vésicules. Ces circonstances sont du reste assez rares, et on ne comprend pas que Watson, appuyé par l'autorité de Carswell, ait voulu les ériger en causes des apoplexies pulmonaires. L'apoplexie pulmonaire devrait être alors fréquente dans la tuberculisation ; or, on sait combien il est rare de rencontrer simultanément ces deux lésions.

On arrive ainsi, moitié par raisonnement, moitié par élimination, à ne plus avoir à considérer, parmi les hémorrhagies pulmonaires, que la maladie que Latour en 1815, Léveillé en 1816, Honbaum en 1817, et Laënnec surtout, ont décrite sous le nom d'*apoplexie pulmonaire*. Il y a un grand avantage à introduire cette unité dans l'étude des hémorrhagies pulmonaires : d'abord, l'esprit saisit bien mieux les caractères d'une affection ainsi isolée ; ensuite, comme on n'a plus affaire qu'à une lésion particulière, tout se coordonne et tout s'enchaîne dans les descriptions.

Une remarque, que j'emprunte à Rokitanski, est fort importante à connaître d'abord : « Il n'existe, « dit-il, aucun rapport entre l'étendue de l'infarctus

« et l'hémoptysie : celle-ci peut être fort abondante
« sans que le poumon présente aucune trace d'en-
« gorgement hémoptoïque, et réciproquement. Si le
« sang écoulé dans l'intérieur des cellules s'y coagule
« aussitôt, il peut constituer un noyau sans donner
« lieu à l'expectoration ; si, au contraire, la coagula-
« tion ne s'opère pas, le sang répandu dans les cel-
« lules est rejeté par les efforts de la toux, et l'in-
« farctus hémoptoïque n'a pas lieu. » Ajoutons à cela
que le mouvement qui porte le sang dans les cellules
pulmonaires le porte aussi, dans la majorité des cas,
dans le tissu cellulaire. On a alors dans des points li-
mités du poumon, quelquefois dans des portions considérables de cet organe, une combinaison plus intime
du sang avec les divers éléments du parenchyme pulmonaire. Les vésicules simplement distendues donnent, à la coupe du poumon apoplexié, comme à celle
du poumon hépatisé, un aspect granuleux ; elles con-
stituent au sein du parenchyme des noyaux isolés,
souvent exactement circonscrits et emprisonnés dans
les cloisons fibreuses des lobules ; la couleur en est
noire, comme celle des caillots de sang veineux ; ils
peuvent varier en nombre de un à trente, en étendue de un à douze centimètres cubes. La couleur
noire, les granulations plus grosses que dans l'hépati-
sation, la sècheresse de la coupe, feront reconnaître
la lésion. A un degré plus avancé, on reconnaît dans
le foyer quelques cloisons rompues, quelques vésicules réunies en une seule. Dans d'autres cas, au cen-
tre de l'infarctus hémoptoïque on trouve un caillot
emprisonné. Enfin, dans le degré le plus prononcé
de l'apoplexie pulmonaire, on trouve du sang pres-
que liquide, semblable quelquefois à une gelée de
groseilles, entouré de caillots, d'infiltrations sanguines, et, dans tous les cas, en contact avec les extrémités dilacérées des bronches et des vaisseaux pulmonaires.

Ces hémorrhagies peuvent avoir lieu dans tous les
points du poumon, mais elles siègent plus particu-

lièrement, comme les inflammations, dans les lobes inférieurs. Quelquefois les lobules apoplexiés se reconnaissent, sous la plèvre, à leur couleur et à leur consistance ; quelquefois cette membrane est soulevée, amincie, en contact avec le sang liquide ; quelquefois même elle se rompt après avoir été disséquée par l'épanchement, et, le foyer hémorrhagique se vidant dans la cavité de la plèvre, l'air et le sang, auxquels l'affaissement du poumon donne un libre accès, remplissent, dans des proportions variables, l'espace resté libre.

Que faut-il penser de cette dernière complication de l'apoplexie pulmonaire ? *Pratiquement*, la question est résolue ; c'est-à-dire que l'on connaît un exemple bien avéré de guérison dans des circonstances semblables. *Théoriquement*, on peut dire que le pneumothorax qui survient dans ces circonstances n'est pas sans agir d'une manière efficace pour arrêter l'hémorrhagie pulmonaire. Les chirurgiens ont reconnu depuis longtemps l'influence qu'exerçait l'introduction de l'air dans la plèvre, comme cause de suspension des hémorrhagies consécutives aux plaies du poumon. Or, l'hémorrhagie dont nous venons de parler, qu'est-elle ? sinon une plaie du poumon sans orifice extérieur ?

Sans s'arrêter à ce phénomène particulier, toutes les hémorrhagies pulmonaires n'aboutissent-elles point, en définitive, aux conditions d'une plaie interne qui, tantôt à l'abri du contact de l'air, s'organise à la façon des hémorrhagies cérébrales ou des autres viscères parenchymateux, tantôt en contact avec ce fluide, donne lieu, dans la profondeur des poumons, à tous les accidents qui suivent la pénétration de l'air dans les collections sanguines spontanées ou provoquées qui sont du domaine de la chirurgie ?

Cette interprétation peut servir à expliquer beaucoup de points de l'anatomie pathologique des hémorrhagies pulmonaires dont les conditions d'existence n'ont point été bien déterminées. C'est ainsi que j'interpréterais certaines observations où l'odeur de gangrène se dégageait des foyers apoplectiques en contact avec l'air, comme cela a été observé par Robert Law et par M. Genest.

Que si le foyer est clos de toutes parts, ce qui a lieu quand les bronches, comme les embouchures des vaisseaux, ont été oblitérées par des coagula sanguins, alors le caillot, au bout d'un certain temps, prend une forme sphéroïde, le sérum est absorbé, et le cruor lui même disparaît au bout d'un temps plus ou moins long. Quelquefois ces foyers hémorrhagiques, qu'ils soient ou non en communication avec l'air extérieur, s'entourent d'une fausse membrane dont la formation est plus ou moins rapide; il en est de ce phénomène comme de l'enkystement des collections purulentes, dont le travail est quelquefois très-rapide, d'autres fois d'une grande lenteur.

Symptomatologie.

Après avoir passé ainsi en revue les formes anatomiques de l'apoplexie pulmonaire, qui sont les plus importantes à distinguer, on arrive à la symptomatologie des hémorrhagies pulmonaires.

On a cru remarquer que la pneumo-hémorrhagie se manifestait le plus ordinairement après le repas ou pendant la nuit; quelquefois elle a lieu brusquement, dans une position qui gêne les mouvements du thorax. On a noté la plénitude du pouls, la dyspnée, l'oppression, la rougeur de la face, comme signes prodromiques. Les individus qui présentent les signes des affections du cœur sont sujets quelquefois à des crachements de sang répétés, habituels; ces crachements de sang sont souvent les prodrômes d'apoplexies foudroyantes.

Quand il y a apoplexie confirmée, on observe une *oppression vive, accompagnée de suffocation, des douleurs* assez aiguës dans toute la poitrine, plus souvent d'un seul côté. *Une toux*, excitée par un sentiment de titillation au larynx, précède de quelques instants *l'expectoration d'un sang rutilant ou spumeux*, pur, ou mêlé de salive et d'un peu de mucosité bronchique (1). Le pouls est fréquent, large, vibrant; la peau est naturelle ou à peu près.

De tous ces symptômes, le *crachement de sang* est le plus constant, le plus caractéristique et le plus grave. Il est ordinairement très-abondant, et revient par intervalle, avec oppression, anxiété, rougeur intense ou pâleur extrême de la face, et refroidissement des extrémités. Quand l'hémoptysie est excessivement abondante, la toux est peu forte, et on observe des soulèvements du diaphragme analogues à ceux qui ont lieu dans le vomissement.

Il est essentiel de se rappeler qu'il y a des engorgements hémoptoïques sans expectoration de sang. Quant aux faits de dilacération considérables du tissu pulmonaire et des vaisseaux, s'il n'y a point hémoptysie, dans ces cas, c'est qu'en général la mort est subite, et que la vie cesse avant que le sang soit porté jusqu'aux lèvres.

Signes physiques des hémorrhagies pulmonaires.

Je dois dire, avant de commencer cette exposition, que si l'étude des signes physiques, rapprochée de celle des symptômes, fournit tant de données importantes au diagnostic des hémorrhagies pulmonaires, elle a besoin d'être faite avec ce soin qu'il est indispensable d'apporter dans les moyens d'exploration physique.

Le fait suivant montre jusqu'à quel degré peut arriver la précision dans ces circonstances. En exer-

---

(1) Le sang qui vient directement du poumon n'est pas toujours, cependant, fluide, écumeux, pur, d'un rouge vif ou rutilant; il est quelquefois noir, épais, coagulé. Il suffit, pour cela, qu'il ait séjourné quelque temps dans les poumons.

çant à la percussion des élèves de l'hôpital de perfectionnement du Val-de-Grâce, en 1849, sur des
sujets morts du choléra, il m'est arrivé de reconnaître, sous les clavicules, des différences légères de son;
l'ouverture du corps montrait, des deux côtés, les
engorgements particuliers aux poumons des cholériques, et l'œil et le toucher distinguaient à peine entre les deux organes, dans les régions correspondantes aux clavicules, des différences notables dans la
densité du tissu. L'immersion dans l'eau de ces portions de poumon, procédé hydrostatique très-précis,
démontrait la densité plus grande des parties où le
son était diminué.

Quand il y a des noyaux considérables d'induration dans l'hémorrhagie pulmonaire, le diagnostic
est facile par la percussion. Quand les noyaux sont
petits et disséminés, le diagnostic offre plus de difficultés, et il est bon d'être prévenu que, dans ces cas,
les données fournies par une main inexperte sont
tout-à-fait sans valeur.

Il me reste à parler de l'auscultation dans les hémorrhagies pulmonaires. Ce moyen de diagnostic est
bien précieux, mais il ne faut lui demander que ce
qu'il peut donner, et il s'agit de faire ici l'inventaire
exact des données de l'auscultation dans l'apoplexie
pulmonaire.

Quand la maladie dure depuis un certain temps,
l'auscultation démontrera mathématiquement, s'il y
a une excavation en communication avec les bronches, le siège de cette excavation; elle pourra peut-
être en mesurer l'étendue, si elle est superficielle et
non entourée de portions indurées qui étendent la
zône des phénomènes sonores. Si le foyer s'ouvre
dans la plèvre, l'auscultation pourra indiquer si l'ouverture est restée fistuleuse, si elle siège au-dessous ou au-dessus du niveau de l'épanchement pleural, etc.

Quand le sang est simplement combiné avec le
tissu pulmonaire, de manière à le solidifier sans le

rompre, il y aura la respiration bronchique, le souffle bronchique, le souffle tubaire.

Quand le sang sera liquide et les tissus ramollis, on pourra observer l'absence du bruit respiratoire. Autour de ce foyer, on percevra quelquefois le râle crépitant.

L'illustre inventeur de l'auscultation n'a point publié les observations détaillées d'apoplexie pulmonaire qui lui ont servi dans la rédaction de son ouvrage. Il est arrivé, par induction sans doute, à admettre quelques-uns des signes que je viens d'indiquer. On peut les rencontrer tous, isolés ou réunis. Il faut savoir, du reste, que chez les sujets atteints d'hémorrhagie pulmonaire, l'auscultation ne s'exerce point d'une manière facile. Les malades sont agités, les bruits respiratoires imparfaits, les bronches encombrées de sang donnent lieu à des râles abondants, qui se propagent au loin et qui masquent quelquefois les autres phénomènes.

Traitement.

Noûs avons vu quelles sont les causes qui président à l'évolution de ces affections. On doit les prendre en sérieuse considération dans le traitement. S'il y a *pléthore*, s'il y a obstacle mécanique à la circulation, si l'hémorrhagie est supplémentaire, et même symptomatique d'un état scorbutique, si elle est grave et menace les jours du malade, les déplétions sanguines générales peuvent arrêter le mal, restreindre ses progrès, et empêcher son développement ultérieur. C'est là l'indication la plus capitale du traitement.

Si les forces sont abattues, si le pouls est petit ou vide, il serait dangereux d'insister sur les saignées. On a conseillé, dans ces cas, les *purgatifs*, les *drastiques*, les *diurétiques*, les affusions telles que les prescrivait Laënnec.

Il y a des hémorrhagies pulmonaires qui exigent un traitement tout différent. Certaines gangrènes du

poumon ne présentent souvent d'autres signes au
début que des crachats sanglants. Certaines pneumonies adynamiques, qui réclament l'emploi des toni-
ques, sont accompagnées de transsudation hémorrhagique : ce sont moitié des pneumonies, moitié des
hémorrhagies. Dans tous les cas, le traitement devra
suivre les indications de l'état général : c'est au praticien à bien apprécier ces circonstances et à les
avoir toujours en vue (1). Il faut surtout s'appliquer
à reconnaître les hémoptysies symptomatiques d'é-
ruptions tuberculeuses, parce qu'une erreur de diagnostic. donnant lieu à des émissions sanguines
considérables, ne serait pas sans danger pour le
malade.

Physiologie pathologique.

Après avoir ainsi considéré les hémorrhagies pulmonaires sous le côté didactique, il sera peut-être utile
de compléter ce sujet par quelques considérations sur
des phénomènes qui précèdent ou accompagnent toujours ces apoplexies.

J'ai évité jusqu'ici de parler des hyperhémies du
poumon, des congestions de ce viscère qui produisent
les hémorrhagies. L'étude anatomique de ces lésions
n'est point faite, et on ne sait point au juste comment
l'hémorrhagie procède des hyperhémies et des congestions. En effet, toutes les congestions ne donnent
pas lieu aux hémorrhagies, et ce sont quelquefois,
d'après certaines apparences anatomiques, des hyperhémies peu prononcées qui les accompagnent. J'ai eu
occasion d'observer des faits anatomiques analogues
sur des cholériques morts au Val-de-Grâce en 1849,

---

(1) « Dans deux cas désespérés d'apoplexie pulmonaire, dit
Laënnec, j'ai tenté le tartre stibié à haute dose, d'après la même
méthode que pour la pneumonie. Je n'en ai vu aucun mauvais
effet. Ce moyen a même paru modérer beaucoup l'hémorrhagie,
mais je ne l'ai pas trouvé héroïque comme dans les maladies in-
flammatoires. »

dans le service de mon savant maître, M. le professeur Michel Lévy.

Le choléra fournit des occasions très-favorables à
l'étude anatomique de plusieurs hémorrhagies, et de
l'hémorrhagie pulmonaire en particulier. On peut
assister, dans ces cas, à l'évolution complète du phénomène, depuis la congestion jusqu'à l'infiltration
sanguine ou l'hémorrhagie. C'est ainsi que nous
avons vu, M. le professeur Levy et moi, que l'*hyper-
hémie capillaire* était toujours le phénomène initial,
et qu'elle s'accompagnait d'une altération spéciale du
sang dans les petits vaisseaux.

Après la congestion pulmonaire, le premier phénomène, dans l'ordre du développement morbide,
est l'*infiltration sanguine diffuse.*

Constamment liée à un certain degré de congestion, l'infiltration sanguine n'exige pas toujours,
pour se montrer, une grande turgescence des vascu-
laires; on la rencontre surtout aux parties posté-
rieures et inférieures des poumons. Dans les cas les
plus prononcés, elle est d'un rouge foncé, vineux ou
noirâtre; le poumon est complètement imbibé de
sang dans une grande étendue, quelquefois dans les
deux tiers de ses lobes inférieurs, et, dans quelques
cas, dans la partie postérieure du lobe supérieur. Par
la pression, on fait écouler du sang épais rouge brun
à peine aéré. Si l'on exerce des pressions un peu
fortes, le doigt pénètre facilement dans le tissu spon-
gieux et ramolli du poumon. Par des pressions mo-
dérées, on débarrasse difficilement le poumon du sang
qui l'encombre; on reconnaît alors que cet organe
n'a point perdu sa texture celluleuse, et que le tissu
n'est point rupturé. Mais s'il n'y a point destruction
du parenchyme, il y a au moins dans cette *apoplexie
par infiltration* des lésions telles. que le poumon ne
reprendra que difficilement ses fonctions, et au prix
d'une série de modifications pathologiques.

Quelquefois les lésions, bien que moins étendues,
sont plus avancées; le tissu pulmonaire est non-seu-

lement imbibé de sang, mais détruit : j'ai proposé de désigner cet état sous le nom d'*apoplexies partielles lobulaires*. Rarement il s'accompagne d'infiltration diffuse prononcée. On dirait que l'effort hémorrhagique se passant ici dans des points isolés, est plus grand que lorsque ce phénomène s'accomplit sur de grandes surfaces.

M. Masselot a rencontré dans les poumons des cholériques des noyaux apoplectiques très-considérables ; je n'ai rencontré, pour ma part, que des *apoplexies lobulaires,* et j'en ai distingué deux variétés : l'une dans laquelle les lobules font saillie à la surface de la coupe et ont une couleur d'un *noir luisant,* analogue à celle que présentent les muscles des animaux morts du charbon ; l'autre dans laquelle les mailles du tissu pulmonaire sont rompues, et le sang, libre de s'écouler, disparaît au lavage. On retrouve là, au sujet du choléra en particulier, ce que je pourrais dire de la fièvre jaune, de la peste.

Dans ces affections, la circulation capillaire est probablement modifiée dans un certain nombre de viscères ; et c'est sous l'influence des conditions particulières inconnues de cette circulation, que je crois devoir ranger les hémorrhagies multiples qui surviennent dans les différents organes, et dans le poumon en particulier. Ces résultats déplacent ainsi la question des hémorrhagies pulmonaires par altération du sang, et nous conduisent à ne voir dans ces altérations qu'une cause éloignée de la production de ce phénomène.

Il resterait à faire voir que ce qui s'applique au choléra, à la fièvre jaune, à la peste, s'observe aussi dans les autres états morbides que nous avons énumérés parmi les causes des hémorrhagies pulmonaires, la pléthore, le typhus, le scorbut, la morve. Nous n'avons point, à cet égard, les éléments d'une démonstration positive. Nous pouvons dire seulement, dès aujourd'hui, qu'il est infiniment probable que, dans toutes les affections hémorrhagiques pulmonaires, le processus morbide qui donne lieu aux hémorrhagies n'est pas uniquement et primitivement sous la dépendance d'une altération du sang. C'est dans le réseau des capillaires, dans l'état physique des tissus qu'ils parcourent, dans les conditions inconnues jusqu'ici qui modifient la circulation des petits vaisseaux, aussi bien que dans les altérations du sang, qu'il faut chercher les causes des hémorrhagies pulmonaires comme celles de toutes les hémorrhagies.